如果你有

动物的耳朵

[美]桑德拉·马克尔 著

[英]霍华德·麦克威廉 绘

何沁雨 译

中信出版集团

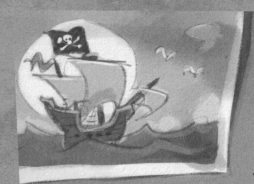

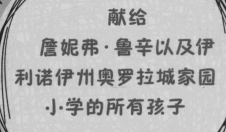

献给
詹妮弗·鲁辛以及伊
利诺伊州奥罗拉城家园
小学的所有孩子

图书在版编目（CIP）数据

如果你有动物的耳朵 /（美）桑德拉·马克尔著；
（英）霍华德·麦克威廉绘；何沁雨译. --北京：中信
出版社, 2018.10（2025.5 重印）
（如果你有动物的鼻子）
书名原文：What If You Had Animal Ear！？
ISBN 978-7-5086-9380-4

Ⅰ.①如… Ⅱ.①桑…②霍…③何… Ⅲ.①耳－儿
童读物 Ⅳ.①R322.9-49

中国版本图书馆CIP数据核字 (2018) 第 201301 号

如果你有动物的耳朵
（如果你有动物的鼻子）

著　者：[美]桑德拉·马克尔
绘　者：[英]霍华德·麦克威廉
译　者：何沁雨
出版发行：中信出版集团股份有限公司
　　　　　（北京市朝阳区东三环北路27号嘉铭中心　邮编　100020）
承 印 者：北京尚唐印刷包装有限公司

开　本：880mm×1230mm　1/16　　印　张：10　　字　数：100千字
版　次：2018 年 10 月第 1 版　　印　次：2025 年 5 月第27次印刷
京权图字：01-2015-8280
书　号：ISBN 978-7-5086-9380-4
定　价：75.00 元（全 5 册）

出　品：中信儿童书店
图书策划：中信出版·红披风
策划编辑：刘　童　责任编辑：刘　童　刘　莲　营销编辑：李晓彤　谢　沐　张雪文
装帧设计：李海超　李晓红

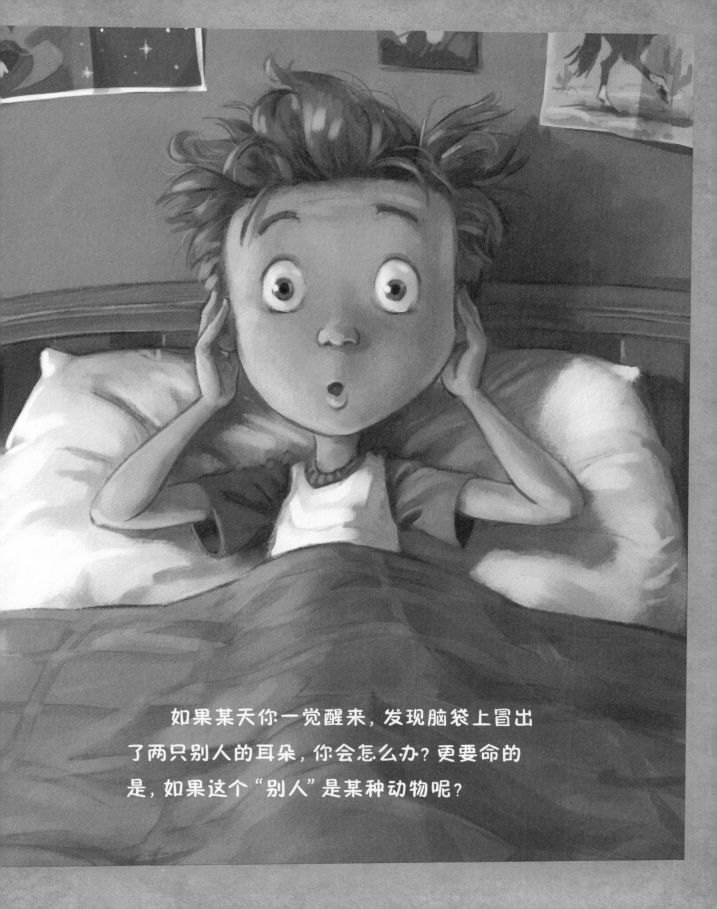

如果某天你一觉醒来，发现脑袋上冒出
了两只别人的耳朵，你会怎么办？更要命的
是，如果这个"别人"是某种动物呢？

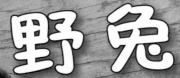

野兔

野兔的耳朵超级长，上面布满了毛细血管，这样可以把身体的热量散发出去。所以，即使在炎热的天气，野兔也会觉得很凉快。

小秘密

野兔的大耳朵是很厉害的探听器。它们可以听到土狼、狐狸等天敌的细微动静，然后火速逃往安全的地方。

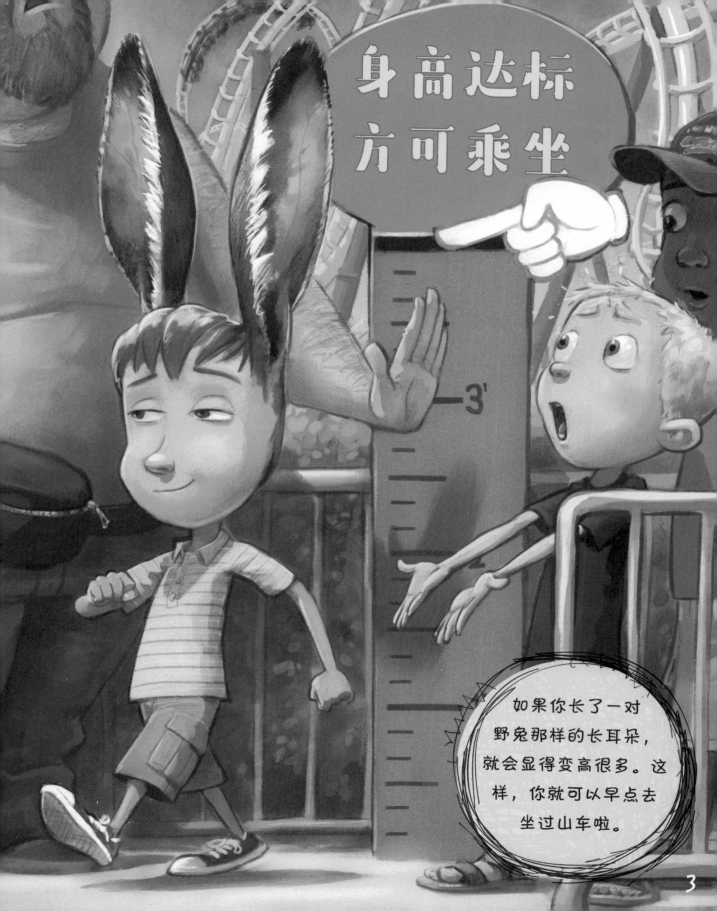

身高达标
方可乘坐

3'

如果你长了一对
野兔那样的长耳朵，
就会显得变高很多。这
样，你就可以早点去
坐过山车啦。

袋獾

袋獾的耳朵平时是淡粉色的。不过，当它激动或害怕时，耳朵就会变得通红。例如当它在和别的袋獾抢吃的，或者有天敌（比如猫头鹰）靠近时，它的耳朵就会变红。

小秘密

袋獾的听力非常敏锐，可以听到 800 多米外的动静。

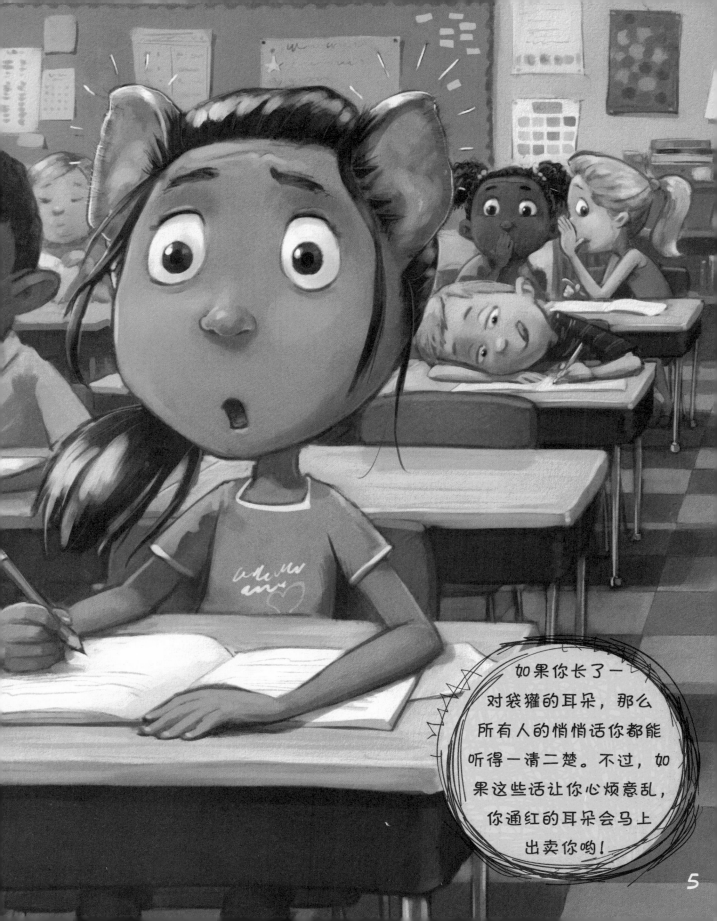

如果你长了一对袋獾的耳朵，那么所有人的悄悄话你都能听得一清二楚。不过，如果这些话让你心烦意乱，你通红的耳朵会马上出卖你哟！

5

欧亚红松鼠

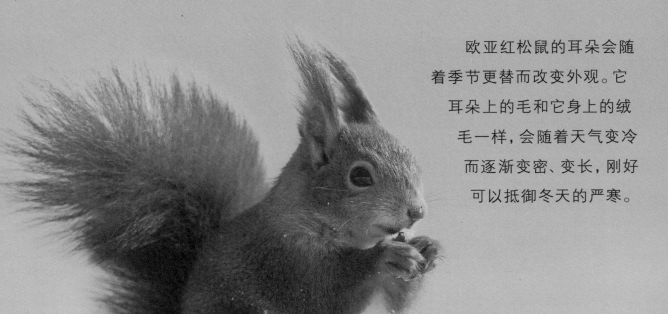

欧亚红松鼠的耳朵会随着季节更替而改变外观。它耳朵上的毛和它身上的绒毛一样，会随着天气变冷而逐渐变密、变长，刚好可以抵御冬天的严寒。

小秘密

欧亚红松鼠宝宝刚出生时，身上是没有毛的。等到约21天后，它们的身上和耳朵上才开始长毛。

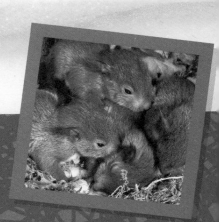

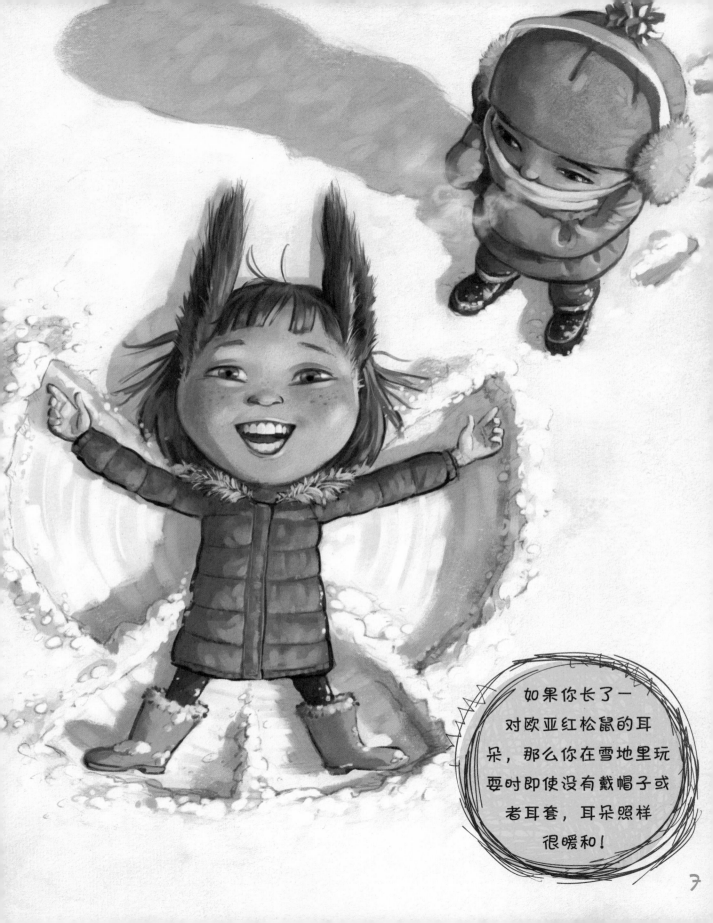

如果你长了一对欧亚红松鼠的耳朵，那么你在雪地里玩耍时即使没有戴帽子或者耳套，耳朵照样很暖和！

7

树袋熊

树袋熊的耳朵又大又圆，上面长满了绒绒的、油滑的毛。这使它们既不怕烈日晒，也不怕冷风吹，就连雨水在它们的耳朵上也站不住脚，所以，它们的耳朵里永远是干的。

小秘密

科学家发现，母树袋熊会选择它住的那一片声最大的公树袋熊来组成家庭。对于树袋熊来说，声音大就意味着身体棒。

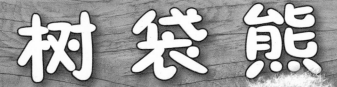

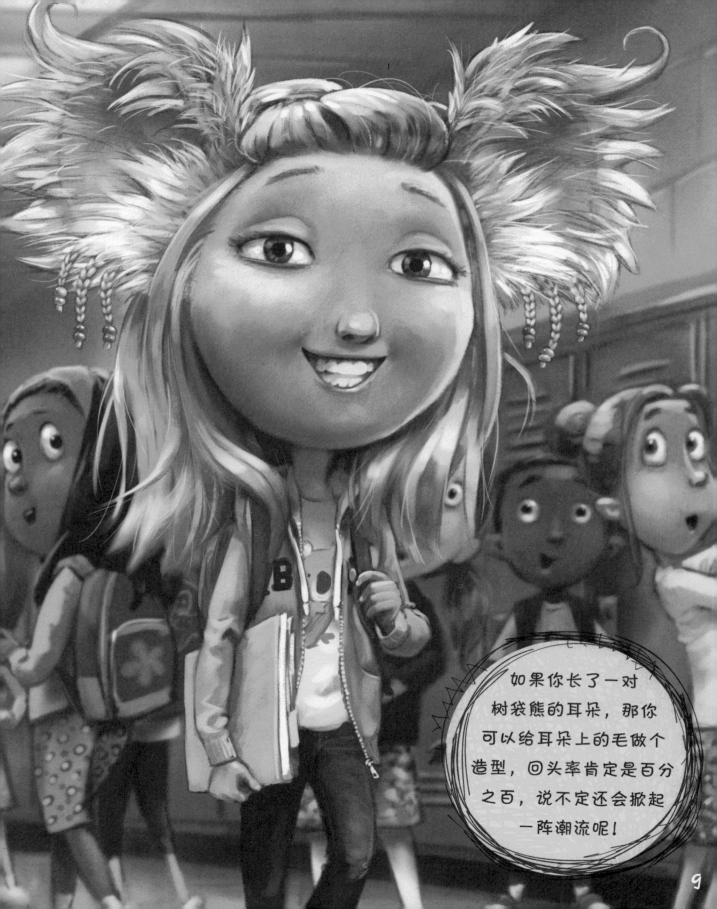

如果你长了一对树袋熊的耳朵，那你可以给耳朵上的毛做个造型，回头率肯定是百分之百，说不定还会掀起一阵潮流呢！

9

獾㹧狓

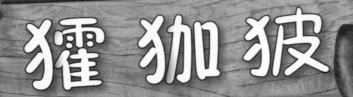

獾㹧狓的一对大耳朵可以自由转动，这样，它可以同时倾听来自不同方向的声音！所以，它在森林里享用树叶的同时，还可以注意周围有没有敌人，比如豹子。

小秘密

獾㹧狓的舌头非常长，可以把耳朵从里到外舔得干干净净。

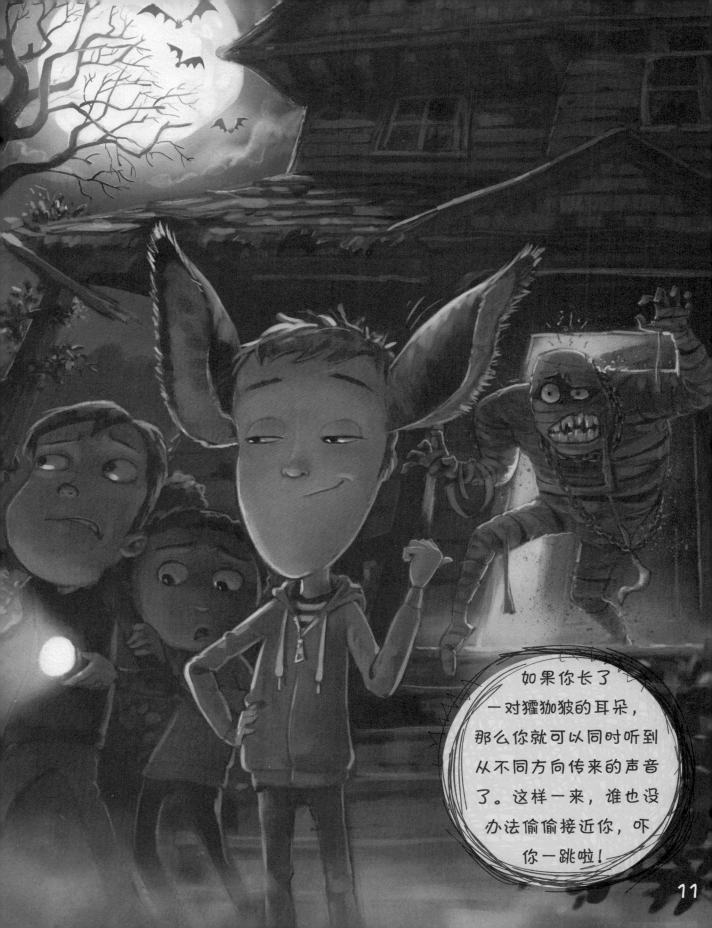

如果你长了一对獾狐狓的耳朵，那么你就可以同时听到从不同方向传来的声音了。这样一来，谁也没办法偷偷接近你，吓你一跳啦！

11

大耳蝠

大耳蝠的耳朵可以将很小的声音放大，这样，即使看不见飞蛾和蚊子，也能听见它们飞过的声音。这对大耳蝠的夜间捕食非常有利。一旦猎物飞近，大耳蝠就会用翅膀和尾巴将猎物打落，然后扫进嘴巴里。

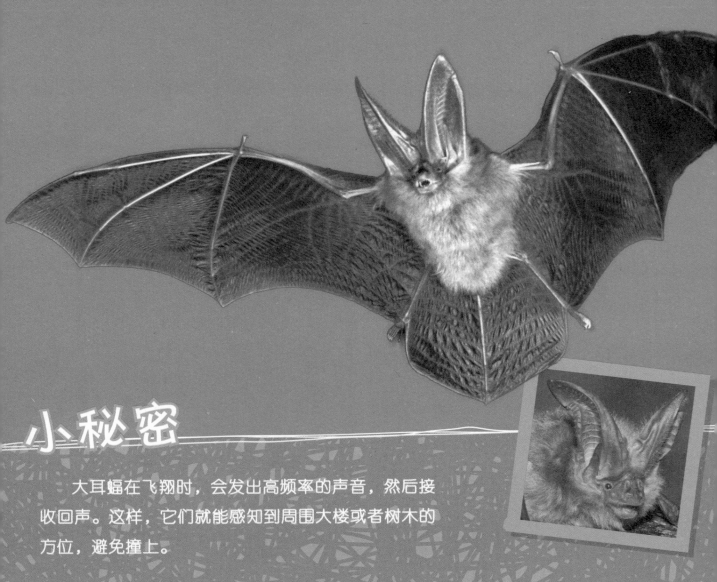

小秘密

大耳蝠在飞翔时，会发出高频率的声音，然后接收回声。这样，它们就能感知到周围大楼或者树木的方位，避免撞上。

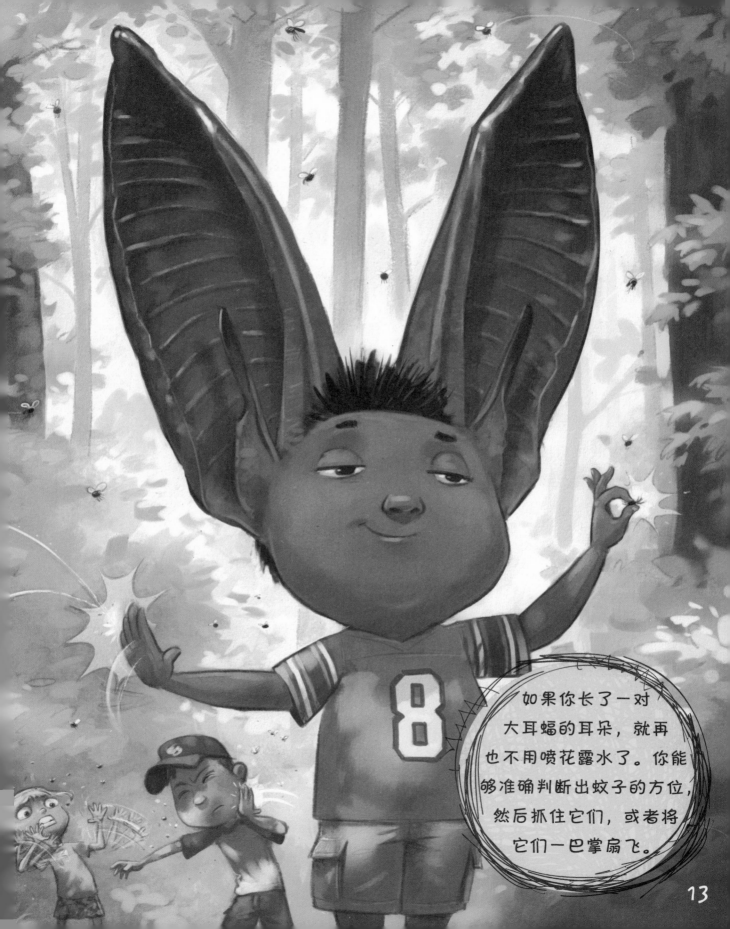

如果你长了一对大耳蝠的耳朵，就再也不用喷花露水了。你能够准确判断出蚊子的方位，然后抓住它们，或者将它们一巴掌扇飞。

非洲象

在世界上的所有动物中，非洲象的耳朵是最大的。它的每只耳朵都有约1.8米长，1.2米宽！除了散热，这对蒲扇般的大耳朵还可以扇出凉风。

小秘密

非洲象可以发出非常低沉的隆隆声。这些声音的频率太低，人类的耳朵是听不见的。不过，大象却可以听到，甚至能够听到离它很远的另一头大象的声音。

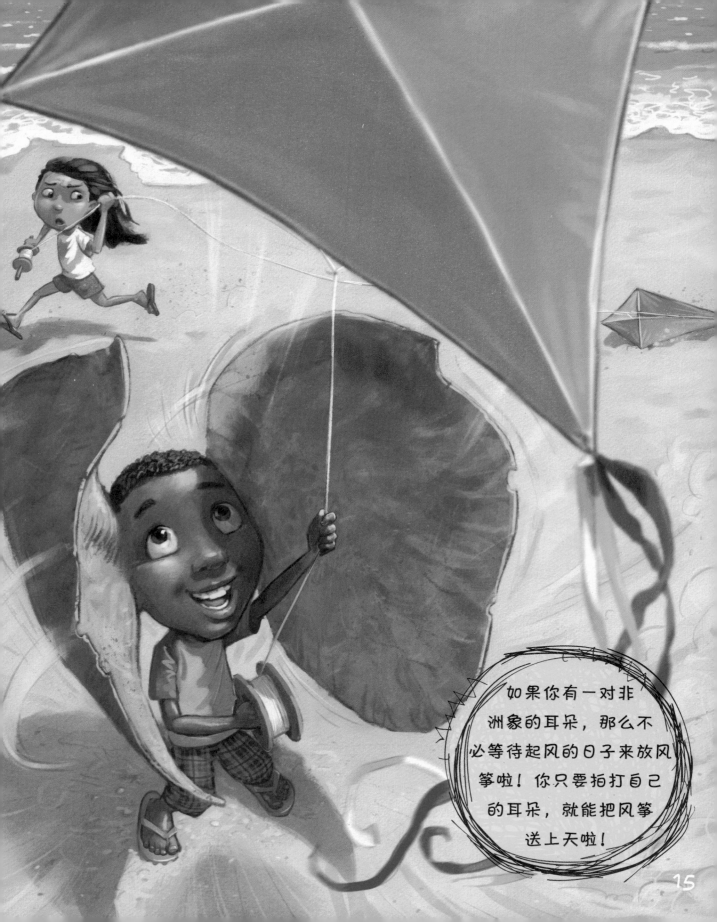

如果你有一对非洲象的耳朵，那么不必等待起风的日子来放风筝啦！你只要拍打自己的耳朵，就能把风筝送上天啦！

15

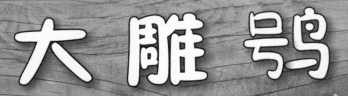

大雕鸮

大雕鸮的外耳其实是两个孔，孔外面长了一圈羽毛。其中右边的孔比左边的位置要稍稍高一点。这"一点点"的区别足以让声音先到达其中一只耳朵。这样，它们就可以锁定那些跑得很快的猎物，比如老鼠和兔子。

小秘密

大雕鸮头上那对看起来像是耳朵的东西，其实只是两丛耳毛。不过，它们可以无声地表达情感。大雕鸮生气时，耳毛就会垂下；而当它们发觉周围有动静时，耳毛就会竖起来。

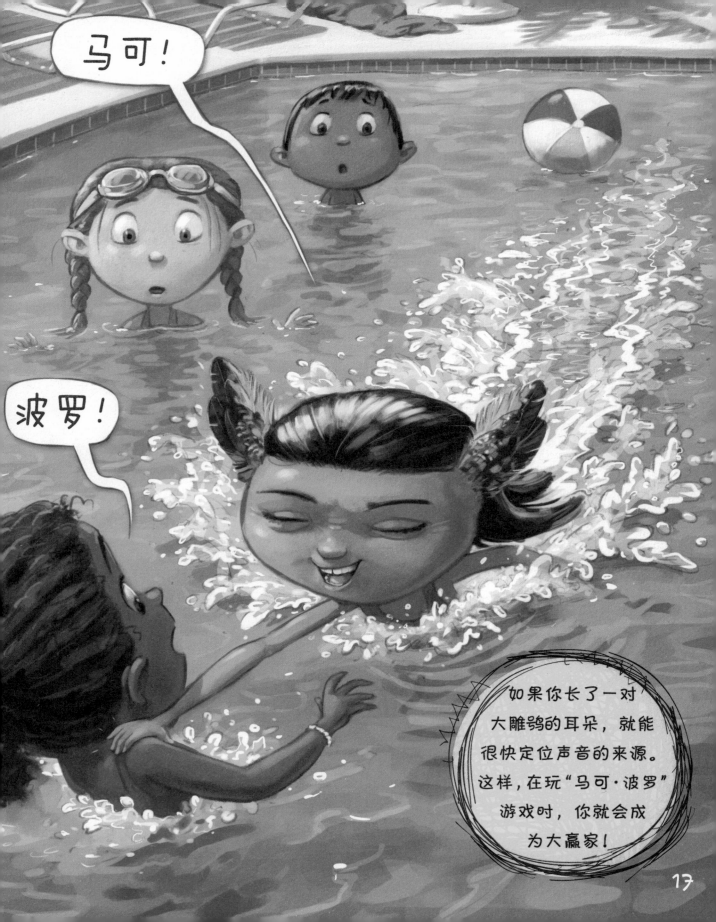

菲律宾眼镜猴

菲律宾眼镜猴的耳朵可以听见高频率的声音，而人类和大部分动物都听不到这种声音。它们还可以发出超高频率的吱吱声，这就像是它们的"密码"。眼镜猴用这种声音来交流。这样，就不会引起猫头鹰等天敌的注意了。

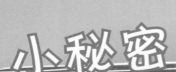

小秘密

菲律宾眼镜猴的耳朵像纸一样薄，而且一直动个不停。它们这是在搜索声音，这些声音会帮助它们找到白蚁、蟋蟀等昆虫，然后大吃一顿。

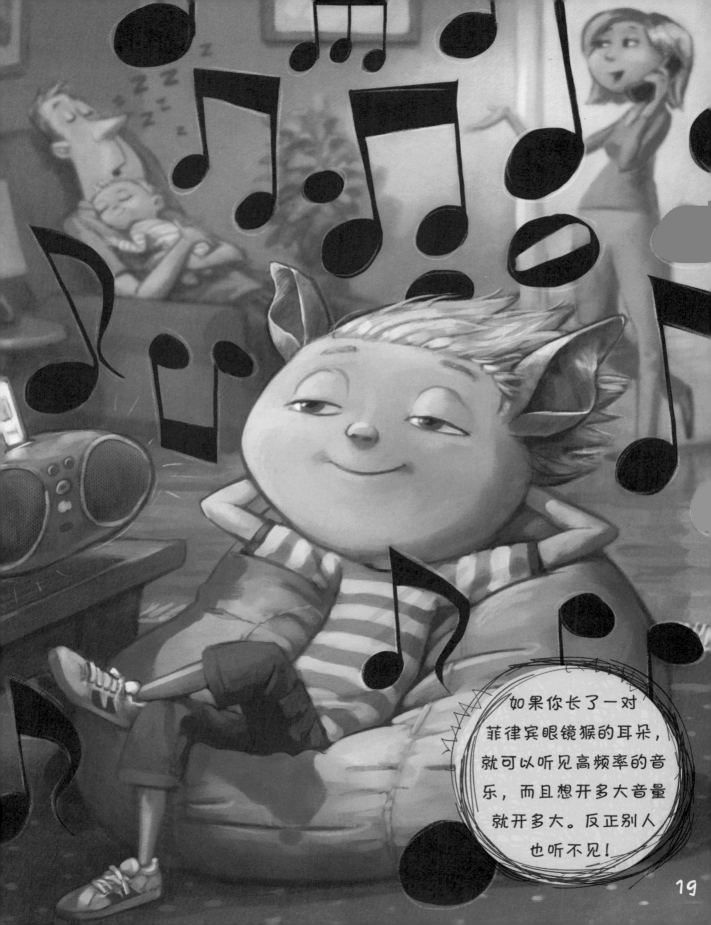

如果你长了一对菲律宾眼镜猴的耳朵，就可以听见高频率的音乐，而且想开多大音量就开多大。反正别人也听不见！

19

薮猫

薮猫的耳朵后面长着眼状斑纹，这样，小薮猫们在高高的草丛中行走时，就能一眼看见妈妈的身影并跟上去。薮猫的听力也十分敏锐，它们能准确判断老鼠的位置，从而扑向老鼠。

小秘密

薮猫的内耳可以帮助它们保持平衡，哪怕高高跃起去捉一只飞鸟，也能稳稳地落回地上。

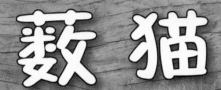

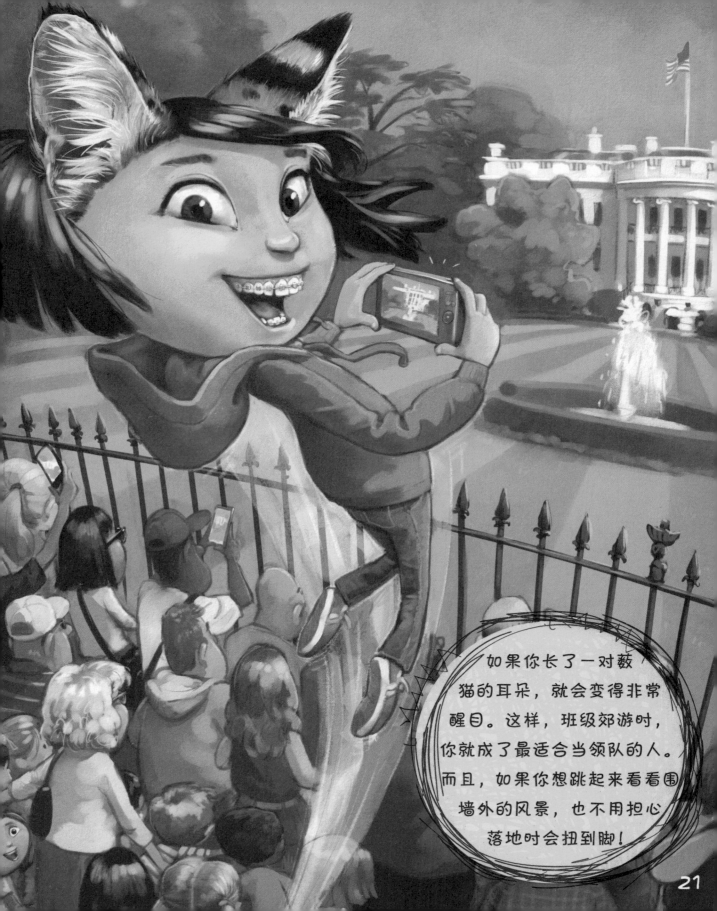

如果你长了一对薮猫的耳朵，就会变得非常醒目。这样，班级郊游时，你就成了最适合当领队的人。而且，如果你想跳起来看看围墙外的风景，也不用担心落地时会扭到脚！

21

猫鼬

猫鼬耳朵上的特殊肌肉组织可以把耳洞封起来。这样，当它们在挖掘食物（比如甲虫的幼虫或者鼹形鼠）时，就不会弄脏耳朵了。

小秘密

猫鼬会发出不同的警示声音，用来区分是空中还是地面上出现天敌。当听到代表地面上出现天敌的警示时，猫鼬就会逃跑；而如果是来自空中的敌人的警示，它们就会一动不动，以免被发现。

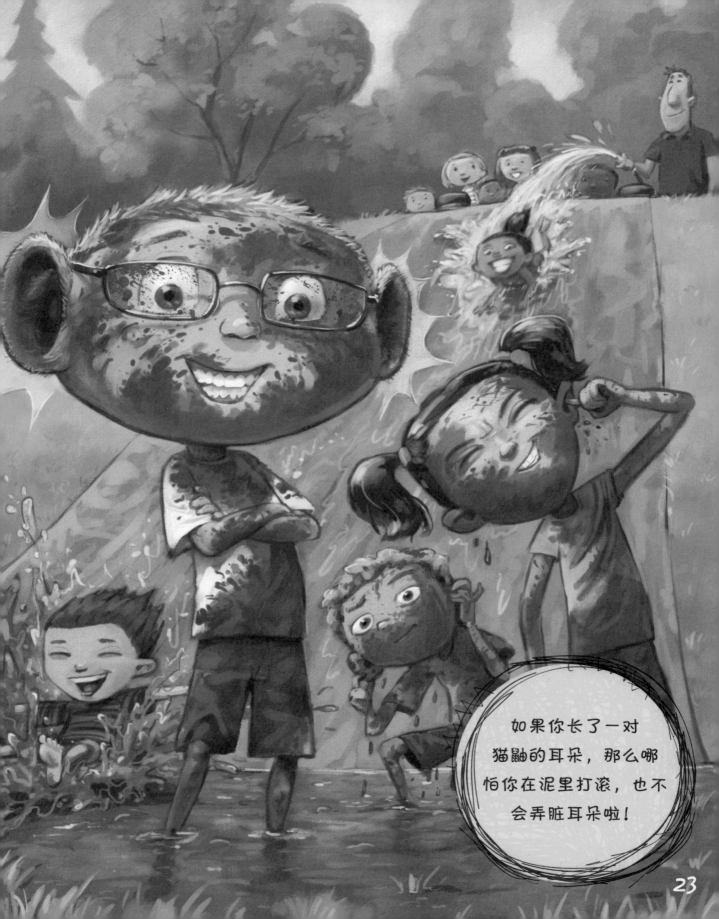

如果你长了一对猫鼬的耳朵，那么哪怕你在泥里打滚，也不会弄脏耳朵啦！

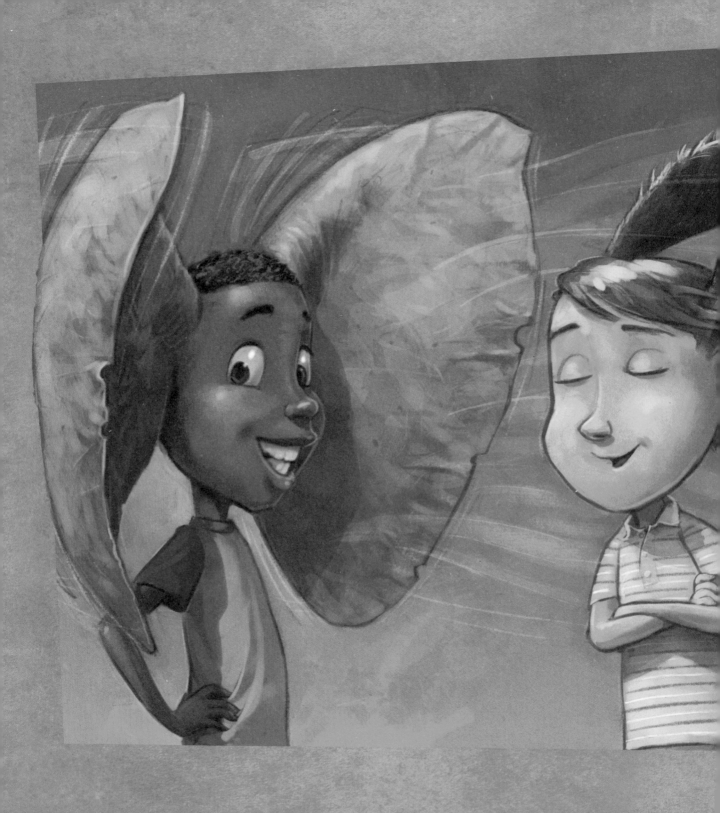

拥有一对野生动物的耳朵，也许暂时感觉很不错。不过，你并不需要靠耳朵来散热，也不需要用来扇风，更不需要靠耳朵来觅食或者

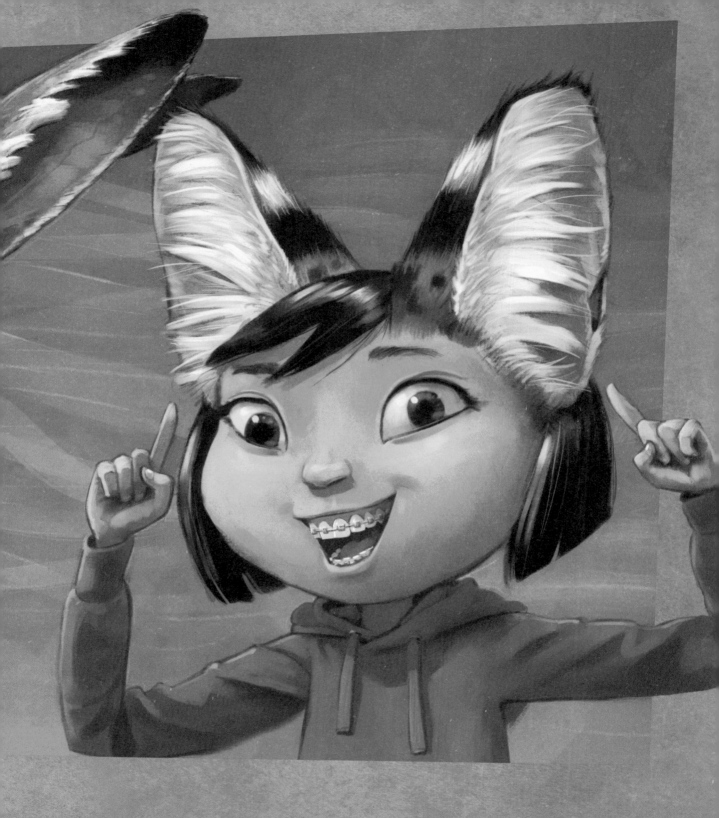

吸引别人的眼球。所以,如果你可以拥有野生动物的耳朵,你会选择哪一种动物呢?

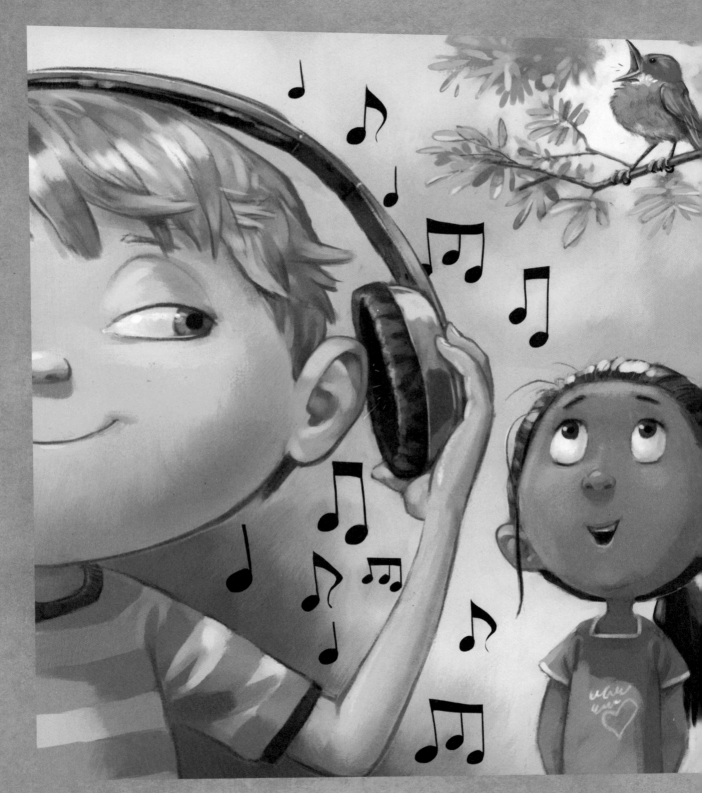

幸运的是，你并不需要做出选择。你的耳朵将依然是人类的耳朵。你可以用它们来听音乐，听鸟鸣，听人们说话交谈。此外，你还可

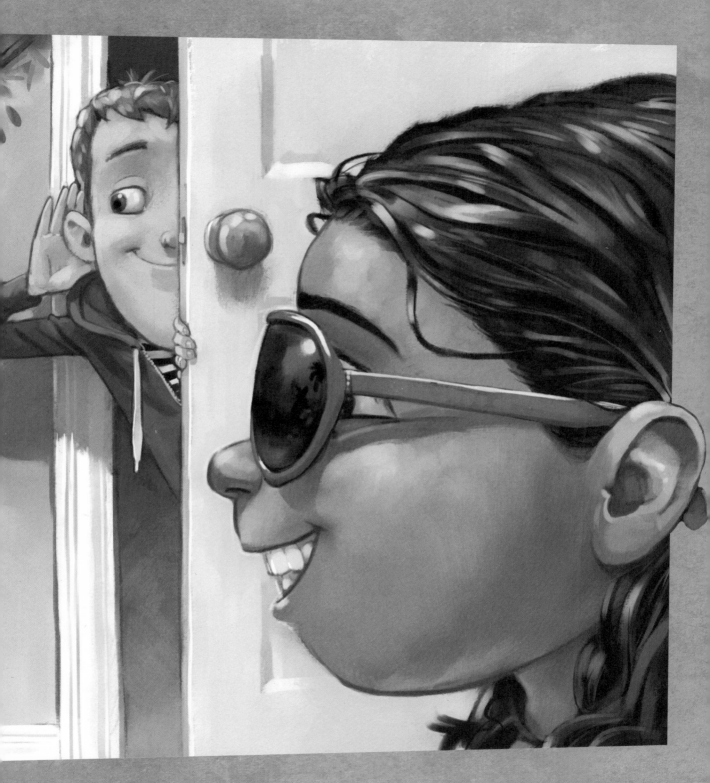

以用耳朵别住头发，或者架起眼镜。

你的耳朵有哪些特别之处？

你的耳朵会配合大脑，帮助你听到声音。外耳会先捕捉到声音。声音其实是由空气振动形成的，当它传入你的耳朵时，空气就会撞击耳膜。每撞一下，就会推动中耳里的三块小骨头。这三块小骨头又会把振动传递到内耳里充满液体的部位，让其中细小的毛细胞产生运动。这些细胞会将信号传递给大脑，而大脑几乎立刻就会接收这些信号，于是你就听到了声音。

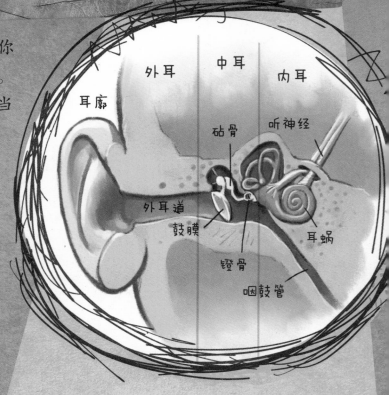

外耳　中耳　内耳

耳廓　砧骨　听神经

外耳道　鼓膜　镫骨　耳蜗

咽鼓管

你的耳朵还会配合你的大脑，给你一种平衡感。人的内耳中有一处充满液体的圈状部位。你的脑袋只要动一动，圈里的液体就会晃动，泼出来，溅到传感细胞上。你的大脑几乎会在同一时间接收到这些细胞传来的信号，然后你就会感觉到身体在运动。如果你猛地停下来，这些液体也许还在继续晃动，于是你就会感觉自己仍然在动。

保持耳朵健康

你的耳朵需要细心呵护。下面是一些护耳小诀窍：

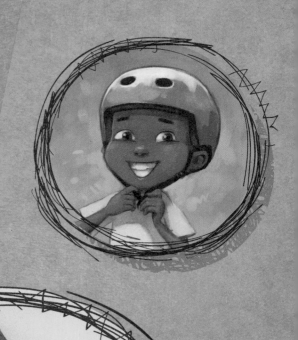

● 听音乐、看电影、玩游戏时，音量不要开得太大。

● 在特别吵的场合，比如摩托车赛上，要戴上能够保护听力的东西。

● 如果有可能撞到脑袋，比如骑车、滑旱冰或者滑雪时，一定要戴好头盔。

● 永远不要用东西去捅耳朵。只有医生才能解决耳朵里的问题。

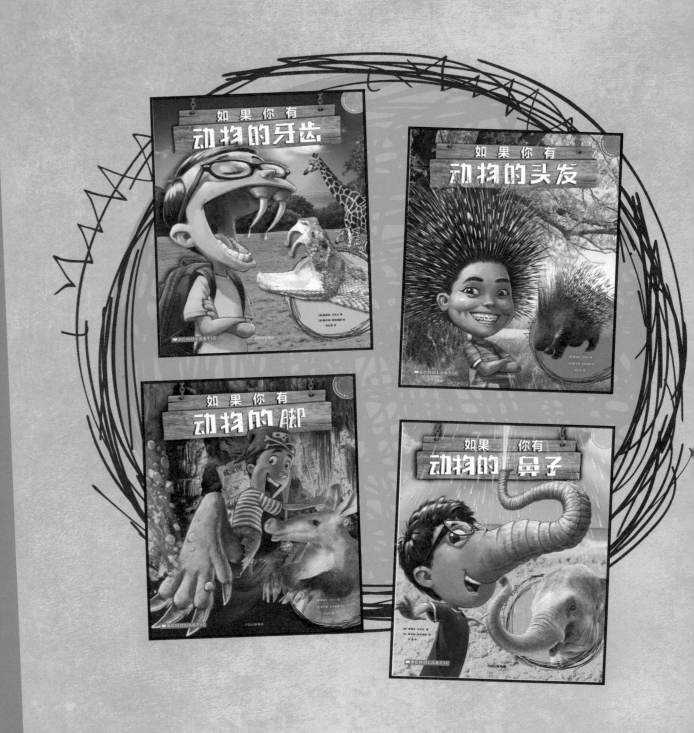